# 健康自我管理紀錄

姓名 NAME：

Copyright © 2018 Dr.Hank Hsu

All rights reserved.

## 養生戒律

1. 小心電扇冷氣,半夜睡覺要關窗
2. 提防奶製品
3. 喝水勿過量
4. 避免生冷冰品水果要善用
5. 吃飯飲酒要適量
6. 化學食品藥品保健品勿吃
7. 侵入檢查勿常做
8. 天冷記得加衣服
9. 飲食照季節
10. 睡眠要充足

## 每日保養功課

1. 吹風機要多吹,尤其早上起床與回家後
2. 溫陽香包或暖心香包要時時攜帶
3. 按時按量以中藥保養身體
4. 選擇健康的食物
5. 三餐要注意,生病時保持飢餓感
6. 注意季節與天候變化,調整衣物的多與少
7. 保持自我覺察身體狀況的本能
8. 適當運動或按摩
9. 放慢生活節奏
10. 崇景未來生活目標

中醫辨證論治首重外邪六淫與內傷臟腑的分類，分清是外因或是外因造成的，治病養生才不至於錯得離譜，簡單說是避風頭，穿衣服，吃正常，適量喝，順節律

1. 小心電扇冷氣，半夜睡覺要關窗

    - 六淫在中醫又稱六邪氣，我解釋為環境變化因素，包含了風寒暑濕燥火，中醫認為這些影響初期統稱感冒，依照文字的本意，冒與帽相通用，所以就是感覺該戴帽子了，因為感覺到有風在吹，有寒氣在鑽囉，而不是等到發燒、咳嗽、流鼻水才知道感冒這有程度與敏感度的差異。敏感度必須依靠平時體察感覺，通常來說，身體越健康敏感度越高，有敏感度就是有反應，就好比被針扎到知道疼痛比不知道痛感的健康。而不是身體有反應卻誤認健康差。風邪在中醫尤其影響重大，最常見的就是受風而氣血凝滯，令你哈欠連連，腰酸背痛，肩背痠痛，嚴重時口眼歪斜或是手腳攣急、昏迷不醒，俗稱中風，中風也還有程度上的差異，中醫細論中經絡與中臟腑。寒症輕微時會令人上吐下瀉，四肢逆冷，嚴重時候會貌似中風，也會昏迷不醒。所以說，風寒是中醫養生首要提坊的兩大外因。外在自然天候的風孩都避之唯恐不及，人工製造風寒首推電風扇與冷氣，剎那間似乎舒服，但是別忘記熱為寒鬱的道理，將自己當作水餃或是粉圓，雖說心靜自然涼，但是要舒服，唯有除溼一途，台灣氣候難耐，是因為濕度，不是因為溫度，人體腋溫是 36 度 C，一般室溫其實難以超過 36 度 C，但是人還是會覺得不舒服，這不舒服的感覺不是因為溫度高，而是因為濕度高。人是恆溫動物，室溫天大約是 30 度 C 左右，高溫人體進入低溫環境，應該是覺得涼，怎還會有不舒服的感覺呢?因為這不舒服的感覺是因為濕度高，不是溫度高，冷氣與電風剛好可以解決濕度問題，但是卻又帶來風寒問題，電風扇可以暫時帶走身體表面的濕氣，卻有風會造成氣血凝滯。所以我夏天開除濕機，或是用冷氣的除溼功能，但是冷氣機的除溼原理還是會降溫，所以睡覺時得關上，改開除溼機，這樣才安全，冬天濕冷天氣，冷風好像是鑽進骨子，我也建議除溼，濕度一但下降，就不覺得冷入骨髓

了。有人會擔心，晚上只有開除濕機會不會缺氧，但卻不知道除溼機與冷氣機基本上原理是一樣，都是有個壓縮機，都會排水，降低濕度，卻沒人擔心開冷氣睡覺會不會缺氧?真的很奇怪?!

- 在台灣，燥氣難見，唯有秋天寒燥與熱燥需要討論，因為台灣地處東南，北回歸線經過，潮濕多雨，平均濕度多在 70-80 以上，所以是個潮濕島嶼地形，在大陸型氣候尤其是內陸地區，濕度是 30 以下，甚至可以低達 15，這樣的環境才要特別防止燥氣，才得補充水分，保濕。在台灣地區是不需要的。若有看起來乾燥，一般多是氣血虛，需要補氣血，多喝超級米漿粥會有良好的改善。

- 人體並不是弱不經風，反而具有反脆弱的功能，就是越訓練越強壯，但是訓練必須適當有要有許多配套措施，也不能餓著肚子，這樣會將胃氣消耗，超級米漿粥很適合，要多喝，若是訓練強度過度或是時間太長，訓練不成反成傷害，所以冬天洗冷水澡對身體是一種危險行為，老人尤其注意。

2. 提防奶製品

    - 奶製品對於現在人有很強的吸引力，但自然界並沒有任何一種動物在成年後還須要喝奶，甚至是喝別的物種的奶，所以說缺少鈣質要喝奶其實是偽議題，尤其是小孩要喝牛奶才會長高，結果喝出了異位性皮膚炎與呼吸道疾病，因為牛奶性質滯膩且寒，中醫記載是潤燥之品，柔潤太過，就會變成濕病，況且台灣地處東南方，高溫炎熱潮濕是特色，若是身體內濕氣太重，當然會有濕氣的症狀，甚至體臭、腳氣、手心腳心出汗起水泡看似乾裂香港腳等等層出不窮，所以不吃奶品是上策，下策是移民，搬到乾燥的地區居住，但又會有臟寒生滿病的問題，下文再詳細解釋。但是困難的是奶品已經再加工做成許多看不見的隱藏成分，麵包、飲料、甚至是饅頭中都加了奶，是為了銷售，因為很多顧客沉迷乳香味而無法自拔。惡劣的店家甚至加香料更是傷害人體巨大。所以不要貪圖這樣的滋味，需要牛奶的，只有小牛。猶如需要象牙的，只有大象。

3. 喝水勿過量

    ○ 人體需要的水量是變動的，當你運動大量流汗時，自然是需要補充水分，你會口渴；但是如果一整天勞動少，幾乎是靜止狀態，需要的水分是相對少的，但是如果拿著水壺猛灌水，深信一天要喝 4000CC 甚至是 8000CC，哪麼腎臟肯定會壞掉，而且還有水腫病，水濕會造成腸胃、肌肉、皮膚與呼吸道的問題，喝水是一種習慣，也是一種本能，有養過狗的就知道，要狗多喝水是不可能的，因為它不口渴，牛的頭按進水裡，牛也不會喝的，這是本能。台灣的潮濕地理氣候不如大陸型氣候乾燥，所以也不如大陸型氣候必須要一直補充水分，在台灣，有發霉的份，難有太乾燥的可能性。

4. 避免生冷冰品

    ○ 任何吃與喝的東西都是由腸胃第一個承受，所以吃了生冷的食物，胃中的溫度就立即下降，但是食物要腐化是需要溫度的催化，身體就必須再次提升胃的溫度才可以進行食物的消化吸收，這是一種負擔，對於胃部的微小循環來說，吃冰飲冷馬上就有氣凝血瘀的問題，胃中的氣血凝滯，這是物理現象，有時候不是喝一杯熱水可以解決的。最好的方法，就是別吃生冷食物，包含生菜沙拉、生水果、冰冷飲料、生病時比體溫低的最好都別吃。

5. 水果要善用

    ○ 台灣的水果太好吃了，所以會令人愛不釋手，一口接一口，但是水果吃的方法都是生食為主，如上所說，吃多生食腸胃就會有問題，所以要煮熟，比如鳳梨炒飯、蕃茄炒蛋、水果茶等等、另外還有後熟的原因，果樹為何要長水果?唯一的目的，就是希望動物吃了以後可以替植物母株將種子帶到遠方去傳播，令他在遠方可以繁衍後代，當他還沒準備好種子的時候，果實是酸澀、堅硬、不能吃的，松鼠是不吃的。但是人類太聰明，因為要利於販售與長久保存，利用這樣的特性，在水果尚未成熟前就採收，送到消費者你我的手上，才不會是腐爛的狀態，要控制這樣的情形，藥劑的使用是不可避免，同時這樣的水果都是存有酸澀性質，對身

體不利，除非煮熟，才能破壞這樣的酸澀性質，俗稱殺青，老一輩都知道這樣的方法，尤其是在食物來源不足的年代，也是保持食物的方法之一，但是最好的水果，俗稱「在欉紅」，就是在樹上熟透，母株已經準備好的果實，散發迷人誘惑的香味，勾引你來吃。另外，有種過菜的都知道，採收要連根拔起，若是貪圖方便，第一次只收割剪下地上部分，留下根在土中，待其再次長出，雖然這會比由種子長得快又省錢，但是口味與纖維都不一樣，會變得粗很多，若是再割再長第三次，那根本是吃不了，因為植物也想活下去，變得不好吃是他唯一的方法。還有在各國海關規定，生鮮蔬果都必須要滅蟲卵，避免跨境傳染，處理方法就是用藥劑，所以盡量吃本地產的食物，對健康可以避免一些隱形的傷害。可以吃生食水果的時候，就是身體有症狀，需要水果來平衡，例如在大熱天太陽下工作了一整天，雖然有喝水，但是仍然不解口渴，雙顴紅赤，甚至滿面通紅，舌尖赤紅，甚至痛，小便尿量少，而且黃，甚至尿道疼痛都是有熱的表現。如果一整天都在室內，而且也沒有勞動，哪有熱呢?若是再吃生冷水果，只有傷害自身陽氣。

6. 化學食品藥品勿吃

    - 人是天然的產物，最好當然是由天然的成分來增進健康，一般來說，化學的成分是精純物質，有時候效果是立即可見，但是若用錯藥，效果也是立即。而現在醫學大約是以症狀療法為主，有症狀異常就控制到一般的常見值，比如血壓，並沒有一個真正的標準，即使同一群健康的人年紀相同，血壓也不見得是相同，甚至是同一個人，在不同的狀態下，血壓也是不同，也可以說不同年紀的同一個人，血壓也不同，所以沒有一個客觀的真正標準值，既是如此，有怎能控制血壓的數值呢？或是殺蟲滅菌為手段達到你死我活的境界，殊不知自然界處處有細菌，無處不是沒病毒，都是眾生啊，用毒物來殺菌，傷敵一百，自損五十，而只要仍在自然界生活，細菌病毒就會捲土重來，這也是出現超級細菌的原因，因為細菌也會被這些抗生素不斷的產生抗藥性而自我迭代，

不如增強自我能力，也就是現代所謂的免疫力，中醫說「正氣存內，邪不可干」，正裡的邪泛指一切外來因素，無論是環境因素風、寒、暑、濕、燥、火或是細菌病毒等等，都可以一概而論，改善自身體內環境，好菌可生，壞菌難存，與菌共生，才是王道。天然的食物也是藥物，中醫中藥由此而來，常常吃的認為是食物，因為常吃的一般是藥性平和，可以長服，但是氣味強烈或特殊的，就當作是藥物，其實無論是植物、動物、礦物都是自然的寶物，看你能不能懂得如何去運用。

7. 侵入檢查勿常做

   o 許多人喜歡或是公司規定要做體檢，太超過的體檢有時候對身體其實是一種傷害，尤其是侵入性的檢查，通常不僅僅是當下不舒服，而會有許多的後遺症，對於顯影劑的使用就是以射線穿過身體在顯影劑的作用下，看清楚身體內部的狀態，而顯影劑要產生作用，就必須是重金屬，而鋇劑就是其中之一，這還只是經由消化道進入身體，更甚者，有經由血管注射的，這下進去拿不出來，有時引起嚴重過敏反應，會有生命的危險，中醫診治著重望聞問切，四診合參，以外在現象來推測內在狀況與變化，所以基於的

   中醫理論是「有諸內必形於諸外」內在的變化是可以經由外在的仔細觀察手段而找到許多蛛絲馬跡，，無論是觀其氣色、眼神、型態、動作、聽其聲音、聞其氣味、問其症狀、了解來龍去脈，最後切以脈象或是皮膚腹部的細微變化為之診法，綜合以上資訊做出正確判斷謂之斷，兩者合璧才是診斷，但是要做到這些觀察與判斷必須非常用心，同時必須要有師承，經過老師提點，經過長時間的自我內化與實踐才能搞清楚其中微細奧妙之處，光是看書是不足的。優點是不傷害人體，缺點是訓練一個合格的診斷醫師曠日廢時，養成不易，同時沒有相應數據提供給患者，所以診斷的信服程度在時代的演變下，漸漸被機器所取代，醫師的功能只剩下解讀數據與提供醫療方案，但是在人工智能 AI 的大幅度進

步下,很快這樣的醫師也將被機器所取代,因為 AI 電腦可以內存全球最高明的醫師在這樣的數據下所能做出的最佳方案,這樣的事情不是發生在未來,而是現在。

8. 天冷記得加衣服

    ○ 天氣冷的時候,任何人理應知道要加衣服,保暖猶如趨吉避凶,但是現在教育讓人認為感冒是病毒或細菌感染,會大規模流行感冒症狀,就是勤洗手,而不是多加一件衣服?真的是很奇怪,所以在天氣冷時卻可以看見許多街上的人光著膀子或是大腿,一點都不知寒冷,或是感知冷的功能已經故障。這與夏天吃冰吹冷氣形成的內熱不散很有關係,所以外表皮摸起來很冷甚至是冰的,而且透出陣陣寒涼氣,但是卻不覺得冷,甚至還得吃冰喝冷飲,不是因為他強壯,而是因為有病,輕者影響循環,常常感冒生病,但是無力發燒。重者會影響神智情緒,憂鬱症躁鬱症自閉症層出不窮。嚴重時熱傷骨髓,會有性命之憂。這些在中醫的病機病理中,都是必然發生的,無論治療方法有多麼高明,不如天冷多加一件衣服來預防。夏天要多出汗,別吃冰。

9. 飲食照季節

    ○ 天生萬物有其週期節律,順應天地之理春生、夏散、秋斂、冬藏的原理,現代天文物理學已經知道季節的變化與太陽運行軌跡和地球轉動角度與運行有關係,才有這些四季的現象,除了溫度還有節氣,農人看天吃飯必須了解二十四節氣,中醫看人治病,必須清楚六氣變化,配合每年地支,確認陽年與陰年,起算節氣有異,陽年起於大寒,陰年起於立春,氣正在交換的時刻,必須用心去感覺,還有南北緯度的差異,比如夏天,南部起氣就比北部早,所以要因地制宜。

    ○ 不同的節氣會生成不同的作物,農產品如此,海產品亦是如此,每個季節栽種種類不同,每年收成也有不同的豐歉,俗語說「天生天養」老天爺會準備好所有生物所需要的所有食物,在不同季

節就會有不同的收成，例如冬吃蘿蔔夏吃薑就是，冬天毛孔閉塞，保存陽氣於內，但有時蓄熱太多，兩顴紅通通，這時需要吃點蘿蔔，因為蘿蔔能破氣，讓多餘的熱氣不至於在身體產生壅塞的狀況；夏天地氣生散，人體也要大掃除，順應地氣的上升，讓體內積存的廢物都排出去，所以吃點薑，幫助發汗排汙濁，這是因勢利導，這兩季節都有盛產需要的材料，不知是上天的恩賜，還是古人的智慧。所以夏天吹冷氣就無法流汗排污濁，秋天冬天就得病，這得謹慎，不要怕流汗。

10. 睡眠要充足

    o 睡眠是值得歌頌的，對人體有莫大好處，而且是任何食物藥物都無法取代的，睡眠在古代可是有「頭腦的蜂蜜」「甜蜜的夢鄉」的美稱，現在也證明的睡眠的作用還有很多現代科學是還不明白，無論是生理上或是心理層面，大腦藉由睡眠將身體修復，並將白天所做的事情在夢中再重整，令人不僅僅獲得健康，更活得靈感，所以很多科學家百思不解的問題，睡個覺就想出解答了。

    o 現在神經科學對於腦神經的研究有日新月異的發展，讓我們對於睡眠的重要性是更細確定，中醫有紀載《靈樞》曰：「陽氣盡，陰氣盛，則目瞑；陰氣盡，而陽氣盛，則寤矣。」又認為衛氣通過陰陽蹻脈的調節，能協調陰經和陽經的溝通，同時控制眼睛的開闔，所以人就可以睡了，說明睡眠是調整身體氣機的一種必須的過程，同時也是疏通 12 條經絡貫通全身的時機。

    o 有捨才有得，現代人晚上捨不得睡覺，想做的事情太多，卻將身體搞壞啦，要養生，必須將準時睡覺當成頭等大事，熬夜不代表勤勞，效率與品質更是比苦勞重要。

　　　　　　　　　　　　　　　　　　　　　年　　月　　日(星期　)

| 自我身體感覺敘述 |
|---|
|  |

| 最困擾的問題 |
|---|
|  |

| 自己做了甚麼努力 |
|---|
|  |

| *可能的原因* |
|---|

怎麼改進健康
三餐空腹時
三餐吃飽後
起床與睡前

自己的健康變化紀錄

預計下次時間

　　　　　　　　　　　　　　　　　　　年　　月　　日(星期　)

| 自我身體感覺敘述 |
| --- |
|  |

| 最困擾的問題 |
| --- |
| 自己做了甚麼努力 |
| *可能的原因* |

怎麼改進健康
三餐空腹時
三餐吃飽後
起床與睡前

自己的健康變化紀錄

預計下次時間

　　　　　　　　　　　　　　年　　月　　日(星期　)

| 自我身體感覺敘述 |
| --- |
|  |
| 最困擾的問題 |
| 自己做了甚麼努力 |
| *可能的原因* |

*怎麼改進健康*
三餐空腹時
三餐吃飽後
起床與睡前

自己的健康變化紀錄

預計下次時間

　　　　　　　　　　　　　　　　　　年　　月　　日(星期　)

| 自我身體感覺敘述 |
| --- |
|  |
| 最困擾的問題 |
| 自己做了甚麼努力 |
| *可能的原因* |

怎麼改進健康
三餐空腹時
三餐吃飽後
起床與睡前

自己的健康變化紀錄

預計下次時間

　　　　　　　　　　　　　　　　　　年　　月　　日(星期　)

| 自我身體感覺敘述 |
|---|
|  |

| 最困擾的問題 |
|---|
|  |

| 自己做了甚麼努力 |
|---|
|  |

| *可能的原因* |
|---|

怎麼改進健康
三餐空腹時
三餐吃飽後
起床與睡前

自己的健康變化紀錄

預計下次時間

　　　　　　　　　　　　　　　　　　　　　年　　月　　日(星期　　)

| 自我身體感覺敘述 |
| --- |
|  |

| 最困擾的問題 |
| --- |
|  |

| 自己做了甚麼努力 |
| --- |
|  |

| *可能的原因* |
| --- |

怎麼改進健康
三餐空腹時
三餐吃飽後
起床與睡前

自己的健康變化紀錄

預計下次時間

　　　　　　　　　　　　　　　　　　　年　　月　　日(星期　)

| 自我身體感覺敘述 |
|---|
|  |

| 最困擾的問題 |
|---|
|  |

| 自己做了甚麼努力 |
|---|
|  |

| *可能的原因* |
|---|

怎麼改進健康
三餐空腹時
三餐吃飽後
起床與睡前

自己的健康變化紀錄

預計下次時間

　　　　　　　　　　　　　　　　年　　月　　日(星期　)

| 自我身體感覺敘述 |
| --- |
|  |
| 最困擾的問題 |
| 自己做了甚麼努力 |
| *可能的原因* |

*怎麼改進健康*

三餐空腹時

三餐吃飽後

起床與睡前

自己的健康變化紀錄

預計下次時間

　　　　　　　　　　　　　　　年　　月　　日(星期　　)

| 自我身體感覺敘述 |
| --- |
|  |
| 最困擾的問題 |
| 自己做了甚麼努力 |
| *可能的原因* |

怎麼改進健康
三餐空腹時
三餐吃飽後
起床與睡前

自己的健康變化紀錄

預計下次時間

　　　　　　　　　　　　　　　　　　　年　　月　　日(星期　　)

| 自我身體感覺敘述 |
| --- |
|  |
| 最困擾的問題 |
| 自己做了甚麼努力 |
| *可能的原因* |

怎麼改進健康
三餐空腹時
三餐吃飽後
起床與睡前

自己的健康變化紀錄

預計下次時間

　　　　　　　　　　　　　　　　　　　年　　月　　日(星期　　)

| 自我身體感覺敘述 |
| --- |
|  |
| 最困擾的問題 |
| 自己做了甚麼努力 |
| *可能的原因* |

*怎麼改進健康*

三餐空腹時

三餐吃飽後

起床與睡前

自己的健康變化紀錄

預計下次時間

總結心得

總結心得

www.ingramcontent.com/pod-product-compliance
Lightning Source LLC
Chambersburg PA
CBHW081021240526
45471CB00018B/3932